DE LA

DIASTASIS TRAUMATIQUE SIMPLE

DE L'ARTICULATION PÉRONÉO TIBIALE INFÉRIEURE

PAR

Maurice DUNAND,
Docteur en médecine de la Faculté de Paris,
Interne de la Maison Nationale de Charenton.

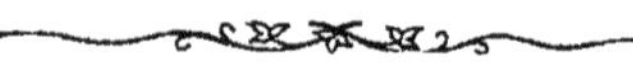

PARIS
A. PARENT, IMPRIMEUR DE LA FACULTÉ DE MÉDECINE
29-31, RUE MONSIEUR-LE-PRINCE, 29-31.

1878

DE LA

DIASTASIS TRAUMATIQUE SIMPLE

DE L'ARTICULATION PÉRONÉO-TIBIALE INFÉRIEURE

PAR

Maurice DUNAND,
Docteur en médecine de la Faculté de Paris,
Interne de la Maison Nationale de Charenton.

PARIS
A. PARENT, IMPRIMEUR DE LA FACULTE DE MEDECINE
29-31, RUE MONSIEUR-LE-PRINCE, 29-31.

1878

A LA MÉMOIRE DE MON VÉNÉRÉ BIENFAITEUR

MONSEIGNEUR LE CARDINAL BILLIET

Archevêque de Chambéry.

Témoignage de la reconnaissance profonde
de son petit-neveu.

A LA MEMOIRE DE MON CHER PÈRE

A MA BONNE MÈRE

A MES FRÈRES

A MES AMIS

A M. LE PROFESSEUR PAJOT

A M. LE DOCTEUR TILLAUX

Professeur agrégé à la Faculté de médecine de Paris,
Chirurgien de l'hôpital Beaujon.

A M. LE DOCTEUR J. DECORSE

Chirurgien de la maison nationale de Charenton.

Témoignage de respect et de reconnaissance.

A M. LE DUC DE FELTRE

Député des Côtes-du-Nord.

A MON AMI FERNAND DU CHATELET

Avocat à la Cour d'appel de Paris.

Hommage de gratitude et de dévouement

DE LA

DIASTASIS TRAUMATIQUE SIMPLE

DE L'ARTICULATION PÉRONÉO-TIBIALE INFÉRIEURE

INTRODUCTION.

La lésion qui fait l'objet de ce travail, se rencontre rarement d'une manière isolée et comme conséquence d'une action traumatique.

La plus grande confusion règne à cet égard parmi les auteurs, qui ne sont pas même d'accord sur le genre que l'on doit attribuer au mot diastasis par lequel on désigne cette affection.

Admise sans conteste par les chirurgiens du siècle dernier, parmi les affections articulaires, entre l'entorse et la luxation, elle fit l'objet de 5 thèses soutenues devant la seule faculté de Paris en moins de 30 ans, de 1754 à 1782. Il est vrai de dire que ce sont là plutôt des dissertations de pure théorie scientifique, que des déductions rigoureuses tirées de l'étude des faits.

Aussi quand cette lésion fut soumise au contrôle sévère de l'observation, perdit-elle tout à coup l'importance qu'on lui avait attribuée; et la réaction alla si loin, qu'elle fut révoquée en doute par Dupuytren, les auteurs du Compendium, Boyer, A. Cooper, A. Richard, etc.; et niée absolument par d'autres comme Malgaigne.

Dans les traités usuels de pathologie chirurgicale, il en est à peine fait mention comme d'une espèce de luxation propre aux synarthroses. Elle ne se trouve bien décrite que par Nélaton, M. Maisonneuve et M. Tillaux.

J'ai eu la bonne fortune d'observer un cas type de diastasis traumatique simple de l'articulation péronéo-tibiale inférieure droite, dans le service de M. Tillaux à l'hôpital Beaujon. Ce fait, intéressant en soi, m'a paru une occasion favorable pour essayer l'histoire pathologique de cette maladie.

N'ayant pu découvrir qu'une autre observation, je m'adressai à la méthode expérimentale pour étudier le mode de production de cet accident, les dégats qu'il entraîne dans l'articulation du pied et l'ordre dans lequel ils se produisent.

Après m'être inspiré des méthodes d'expérimentation successivement mises en œuvre par M. Pomiès sous la direction de Bonnet (de Lyon), par MM. Maisonneuve et Tillaux, j'employai successivement tous ces procédés à produire sur le cadavre artificiellement la diastasis de l'articulation péronéo-tibiale inférieure.

J'ai réussi dans un petit nombre de cas, mais d'une manière indéniable ; dans les autres cas, je n'ai pas toujours obtenu les mêmes résultats que les auteurs cités plus haut. Je signalerai ces divergences en toute sincérité.

J'adresse ici mes bien vifs remercîments à M. le docteur Tillaux, chirurgien de l'hôpital Beaujon, pour l'extrême bienveillance avec laquelle il a mis à ma disposition et l'observation du malade et les ressources de son laboratoire de physiologie de Clamart.

HISTORIQUE.

Quand on parcourt les thèses qui, au siècle dernier, ont été soutenues devant la Faculté de Paris, sur la diastasis, l'entorse et la luxation, on s'aperçoit que la plupart des auteurs affirment nettement l'existence d'une lésion intermédiaire à l'entorse simple et à la luxatio complète. Mais lorsqu'il s'agit de délimiter cet accident, qu'ils désignent sous le nom de diastasis; d'en indiquer les causes, les symptômes spécifiques, l'anatomie pathologique; lorsqu'il s'agit, en un mot, de donner la réalité scientifique à cette conception de l'esprit, les observations exactes font entièrement défaut, et l'on est ramené à l'entorse et à la luxation.

En 1754, Osmont, dans un travail sur l'entorse du pied, en admet trois variétés : une légère, une un peu plus considérable et une très-grave « alia levis, alia « paulò major, alia demùm maxima. »

Il ajoute que si la distension des liens articulaires est portée du premier coup au suprême degré, les parties osseuses étant alors déviées ou repoussées de leur position normale, la nature de la maladie change, il en résulte une *diastasis* ou une luxation « ubi primùm ad « summùm devenerit extensio, tum partibus osseis a « propriâ dimotis aut depulsis sede, commutari penitùs « morbi naturam, exindeque *diastasim*, luxationemve « oriri (1). »

(1) Esmilandus Osmont aussonensis. De pedis distorsione. Paris, 1754.

Pour lui la diastasis est un accident grave, très-voisin de la luxation.

En 1756 Jean Ballay prenait pour titre de sa thèse : *De diastasi.*

Après avoir séparé la diastasis de la luxation (1), il les confond ensuite d'une manière absolue. Parmi les diverses diastasis, on voit classées les luxations du pied (2). Celles du genou rentrent à leur tour dans son cadre singulièrement élastique (3). L'auteur essaye alors de se reconnaître au milieu de cette famille nombreuse et disparate, en établissant des classifications. Il distingue des diastasis *imparfaites*, dans lesquelles les os sont à peine séparés *penitùs dehiscunt;* et d'autres *parfaites* parce que les os ont entièrement délaissé la place qui leur était échue en partage dans l'économie *iis quas sortita sunt sedibus excidunt* (*ossa*). *Simples* ou *composées* suivant qu'un seul ou plusieurs os sont déplacés; elles peuvent être *compliquées* de fracture, d'inflammation, de dilacération des ligaments, etc.

A propos du traitement le sens pratique le ramène à son sujet et il conseille au chirurgien d'embrasser avec les deux mains l'extrémité inférieure du tibia et du pé-

(1) Disjunctionem duplici ex incommodo oriri in comperto est. Licet enim apud plerosque auctores unius pluriumve ossium, ex sede naturali diductio, luxationis nomine innotescat; fatendum tamen est quamdam evenire ossium disjunctionem quæ rectiùs, juxtà nonnullos vocetur Diastasis.

(2) Prætermissis variis Diastaseon speciebus, eam unicè expendendam in medium adducimus, quâ nimirùm *fibula simul et tibia circà pedis cum prædictis ossibus articulationem* diducuntur.

(3) Per ossis tibiæ à surâ diductionem, etsi non immeritò inter diversas luxationes recenseatur, diastasim intelligimus.

roné, de les rapprocher par compression graduée et de maintenir le pied en bonne position (1).

Nicolas Guyenot le premier en 1764, fait une distinction basée sur les diverses sortes d'articulation. Il appelle *séparation* ou *distorsion* l'écartement de deux os solidement unis à l'état normal; et réserve la luxation pour les articles doués de mouvements (2).

Philibert-Ludovic Colon en 1770 intitule sa thèse : *de diastasi*; et après quelques généralités sur les accidents de la continuité et de la contiguité des os, il annonce qu'il va se borner à la diastasis du tibia avec le pied (3). Mais après avoir parlé des mouvements de flexion et d'extension du pied, il arrive pourtant, comme malgré lui, à une vraie diastasis, celle du péroné et du tibia et il la place parmi les luxations (4).

Jacob-Joseph Quique en 1782, à propos des fractures du péroné, ne tient à signaler qu'une seule complication,

(1) Inferiorem tibiæ ac fibulæ extremitatem utrâque manu chirurgus amplectitur, gradatâque compressione, ossa à se invicem disjuncta in debitam sedem conducet, intereà dùm administro operam dante pes in congruâ positione continebitur. Joannes Balloy Sanctonicus. Paris, 1756. De diastasi.

(2) Hæc autem remotio, vel si quandò ossa inter se firmiter juncta dehiscunt et tunc vocatur *separatio*, *distorsio*; vel accidit articulis mobilibus et tunc audit luxatio. Nicolaus Guyenot louanœus bisuntinus. Luxatio et distorsio. Paris, 1764.

(3) De diastasi solùm in articulo tibiæ ossis cum pede supervenienti discere nobis sat erit.

(4) Quotiescumquè peroneum ab osse tibià disjungitur, necessariò supervenit morbus quem dixere diastasim, inter diversas luxationum species, non immeritò reponendam. Philibertus Ludovicus Colon Eduensis. De diastasi. Paris, 1770.

c'est la distorsion de la malléole externe, accompagnant parfois une diastasis de tout l'article (1).

La seule conclusion que l'on puisse tirer de tous ces témoignages divers et parfois contradictoires, c'est que les auteurs désignaient sous le nom de diastasis une variété de luxation se produisant de préférence dans les articulations peu mobiles et surtout dans l'articulation péronéo-tibiale inférieure.

Dès le commencement de ce siècle, la méthode devient plus rigoureuse ; en 1808, Boyn (2) fait une bonne *dissertation sur le diastasis* (le genre masculin était alors en faveur). Pour la première fois cette lésion est isolée sinon parfaitement décrite. « Le diastasis peut encore se « manifester dans les articulations des os de la jambe ; « aucun auteur n'a cherché à le nier. »

Il en indique la cause ; « Cette maladie peut avoir « lieu dans le cas de luxation du pied en dehors comme « dans celui de luxation du pied en dedans. »

Il met en tête des articulations qui peuvent être affectées de *diastasis sans complication* d'aucune autre maladie, l'articulation des os de la jambe ; et ce qui montre bien qu'il s'agit de la vraie diastasis, c'est que l'auteur met en seconde ligne les gomphoses des dents.

Il indique les causes les plus communes de cette diastasis : les luxations du pied soit en dedans, soit en dehors ; la contraction musculaire (Pouteau) ; la pression de l'astragale dévié en dedans ou en dehors.

(1) De accidentibus, ut pote non fracturæ ipsi propriùs, silebimus : liceat tantùm frequentissimum exponere, scilicet malleoli externi distorsionem, quam quamdoque comitatur totius articuli diastasis. Jacobus Josephus Quique Torvacensis De fractâ fibulâ. Paris, 1782.

(2) Boyn. Dissertation sur le diastasis. Paris, 1808.

Il signale les difficultés du diagnostic.

« Mais il est des circonstances plus épineuses, par « exemple, celles dans lesquelles on a à prononcer sur « l'existence ou la non-existence du diastasis dans l'ar- « ticulation des os de la jambe. »

Depuis cette époque la diastasis traumatique en général, et celle de l'articulation péronéo-tibiale inférieure en particulier, disparurent du cadre nosologique. Beullac (1) en 1822, relate bien un cas de diastasis des os de l'avant-bras, recueilli dans le service de son père, chirurgien des hôpitaux de Marseille A ce propos, il note la plus grande fréquence de cet accident à l'articulation péronéo-tibiale inférieure.

Mais cette tentative n'eut pas d'imitateurs, le diastasis était décidément supprimé par presque tous les auteurs et confondue avec d'atures lésions qu'elle complique fréquemment.

Boyer s'exprime ainsi dans son *traité* des maladies chirurgicales t. IV, p. 3.

« L'usage a réservé le nom de diastasis pour l'éloignement latéral de deux os longs articulés entre'eux par les côtés correspondants de leurs extrémités, et surtout pour les lésions de ce genre qui intéressent des articulations immobiles, comme sont celles du tibia avec le péroné et celles des os du bassin. Mais il est facile de s'apercevoir que ces accidents rentrent l'entorse, dont ils ne diffèrent *nullement*. »

Dupuytren ne distingue pas cette affection, des fractures du péroné ; A. Cooper la confond avec la luxation de l'extrémité inférieure du tibia en dedans.

(1) Beullac. Essai sur le diastasis de l'extrémité inférieure des os de l'avant-bras. Paris, 1822.

Samson, Robert William, Smith et Bonnet la passent absolument sous silence bien que ce dernier signale parmi les lésions produites dans ses expériences cadavériques une *luxation temporaire* par rupture partielle des ligaments; ce qui semble très-analogue sinon identique à la diastasis.

Les auteurs du Compendium de chirurgie disent, t. II, p. 375 :

« Quelques chirurgiens parlent encore de diastasis, c'est-à-dire d'écartement forcé de deux os voisins et parallèles, comme le radius et le cubitus à l'avant-bras, le tibia et le péroné à la jambe; c'est là une lésion dont on conçoit en effet la possibilité, mais que nous n'avons jamais eu l'occasion d'observer, et sur l'existence de laquelle nous conservons des doutes.

Maisonneuve admet que dans la rotation du pied en dehors, si les ligaments tibio-péroniers cèdent, il y a *diastasis* de l'articulation et plus tard fracture du péroné au tiers supérieur ou au tiers moyen.

Frank Hastings Hamilton semble admettre la diastasis péronéo-tibiale inférieure dans certains cas de luxation latérale du tibia. Malgaine considère le diastasis comme une pure conception de l'esprit.

In the true lateral luxation of the tibia (without rotation of the astragalus) the fibula may remain unbroken and undisturbed, the tibia merely having become displaced inwards; or the fibula gives way, while the malleolus internus and internal ligaments are equally liable to rupture as in the rotation of the astragalus. F. H. H. A practical treatise on fractures and dislocations. Philadelphia, 1871, p. 715.

Dans la véritable luxation latérale du tibia (sans rotation de l'astragale), le péroné peut rester intact et en place, le tibia ayant été seulement déplacé en dedans; ou bien le péroné donne du jeu, tandis que la malléole interne et les ligaments internes sont également exposés à la rupture comme dans la rotation de l'astragale.

« Quelques auteurs, dit-il, tome II, p. 1, réservent le nom de luxation aux déplacements des diarthroses, appliquant pour les synarthroses, ceux de diduction ou de diastasis. Cette distinction n'a pas d'utilité et est tombée à peu près en désuétude. »

Il n'hésite pas à rejeter un diagnostic de diastasis traumatique simple de l'articulation péronéo-tibiale inférieure, posé par Desault et recueilli par Bichat, afin de pouvoir conclure à son aise :

« Nous ne connaissons pas un seul cas de disjonction de la malléole péronière sans fracture de l'os, ou luxation de son articulation inférieure » (1).

Bœckel, dans le dictionnaire de Jaccoud, place la diastasis dans les luxations dont elle constitue une variété. Il attribue cette lésion de préférence aux sutures, symphyses et arthrodies. Il la distingue d'après son origine en traumatique ou instantanée et en pathologique ou lente. L'articulation péronéo-tibiale inférieure est le type de celles qui peuvent être affectées de diastasis ; malheureusement, l'auteur en distingue trois espèces, dont la première rentre dans l'entorse et les deux autres dans les fractures et les luxations. Ici encore, après une velléité de définition et même d'étude critique, l'article *desinit in piscem* (2).

Adolphe Richard prétend que l'effort qui tend à produire dans l'articulation tibio-tarsienne des mouvements autres que ceux de flexion et d'extension, est une

(1) Malgaigne. Traité des fractures et des luxations, t. II p. 992.
(2) Dictionnaire XI, 403, article Diastasis.

violence qui tend à séparer le tibia du péroné, à arracher les ligaments péronéo-tibiaux, une véritable *diastase.* »

Mais il ajoute :

« En leur qualité de ligaments ils résistent, et le péroné éclate. »

Les auteurs contemporains se contentent de mentionner la diastasis comme une espèce de luxation propre aux synarthroses.

M. Tillaux admet très-catégoriquement la diastasis simple de l'articulation péronéo-tibiale inférieure, tout en en constatant la rareté ; et cependant quelques lignes plus loin il affirme que « l'existence des mouvements de latéralité dans une articulation tibio-tarsienne, jusqu'alors saine, et qui vient de subir un traumatisme, est donc un signe *pathognomonique* de la fracture d'une des deux malléoles. »

Plus loin, en décrivant les effets de l'abduction du pied, il dit : « La face externe de l'astragale vient dans toute sa hauteur faire effort contre la malléole externe, et tend à l'écarter du tibia. C'est ce qui arrive en effet quelquefois; les ligaments péronéo-tibiaux inférieurs cèdent, il se produit une *diastase* de l'articulation péronéo-tibiale inférieure. » (Tillaux. — Traité d'anatomie topographique, p. 1171).

D'après Vidal (de Cassis) et Follin, la diastasis est un déplacement de deux os unis par synarthrose. Le siége le plus fréquent de la lésion est l'articulation péronéo-tibiale inférieure. Mais il s'agit pour eux d'une véritable luxation. « Pour quelques auteurs, dit Follin (Traité élémentaire de pathologie externe, t. III, p. 188), lorsque le déplacement *permanent* des surfaces articulaires a lieu dans une articulation dite synarthrose, la luxation prend le nom de *diastasis* ou de diduction. »

Nélaton, au contraire, admet nettement la diastasis telle que nous l'entendons (Eléments de pathologie chirurgicale, t. II, p. 478) : « Dans les mouvements de torsion du pied, nous avons vu que l'astragale pressait sur la malléole externe et sur la malléole interne ; il arrive quelquefois que les os au lieu de se fracturer résistent, les ligaments qui unissent le tibia et le péroné cèdent, et il y a alors écartement entre ces deux os. Cette complication, désignée sous le nom de *diastasis* de l'articulation péronéo-tibiale inférieure, doit être reconnue, afin que l'on puisse rapprocher de bonne heure les deux os et remédier à l'écartement des deux malléoles, car, dans ce cas, l'articulation du pied perd, après la guérison, la plus grande partie de sa solidité. »

MM. Littré et Robin qui avaient omis le mot diastasis, dans la douzième édition de leur dictionnaire, l'ont rétabli à la treizième, avec le genre féminin, et la définissent : « Un écartement de deux os contigus, sans qu'il y ait déplacement proprement dit, c'est-à-dire luxation. » Nous nous basons sur cette autorité scientifique pour donner le genre féminin au mot diastasis, et nous adopterons cette définition, toute imparfaite qu'elle soit. Ces auteurs ajoutent plus loin : « Un traumatisme « qui produit l'allongement ou la déchirure des liga- « ments tibio-péroniers inférieurs, cause une diastasis « traumatique, qui est un état intermédiaire entre la « luxation et l'entorse. »

Personne n'a songé à contester la possibilité et la fréquence de la diastasis dans certaines affections articulaires, comme sont les productions exagérées de liquides ou de néoplasmes, dont le développement refoule les extrémités osseuses, après avoir allongé, dilacéré ou détruit les ligaments. Mais elle ne constitue alors qu'un épiphénomène d'une importance relativement minime, au milieu de désordres plus graves.

On admet enfin, sans difficulté, celle qui accompagne les luxations dont elle forme, pour ainsi dire, le premier degré, et celle qui complique certaines fractures, où l'un des fragments est entraîné plus ou moins loin de sa position normale, soit directement, par l'intensité et la direction de la force, soit consécutivement, par la traction des ligaments ou des muscles. Ici encore, la diastasis n'est que le premier temps théorique de la luxation, ou une complication de la fracture.

Nous laisserons de côté ces lésions complexes, pour ne nous occuper que de la diastasis traumatique simple de l'articulation péronéo-tibiale inférieure.

Nous chercherons dans une étude anatomo-physiologique succincte, les connexions intimes qui relient entre elles les deux articulations, tibio-tarsienne et péronéo-tibiale inférieure.

Après avoir relaté l'observation de notre malade de l'hôpital Beaujon, et celle de Desault, recueillie par Bichat et rapportée par Malgaigne, nous passerons en revue les expériences faites sur le cadavre pour tâcher de découvrir les causes de la diastasis et le mécanisme de sa production. La constatation des lésions produites nous permettra d'établir la symptomatologie et le diagnostic, et d'instituer un traitement convenable. Le pronostic devra embrasser non-seulement les conséquences immédiates de l'accident, mais encore son influence ultérieure sur l'intégrité des mouvements du pied.

ANATOMIE.

C'est dans la structure intime du péroné, dans sa configuration et dans ses rapports avec le tibia, l'astragale et le calcanéum, que nous trouverons l'explication du mécanisme et de la fréquence relative des fractures de cet os, et des luxations ou des simples diastasis de ses articulations.

Le péroné est entièrement compacte à sa partie moyenne, où il présente un canal médullaire très-étroit; ses extrémités sont formées de tissu spongieux, recouvert d'une *écorce* de tissu compacte. Parfois, cette substance spongieuse est infiltrée de gouttelettes de graisse, et s'écrase sous le doigt en une bouillie d'un rouge brun; la lamelle compacte est alors plus mince qu'une feuille de papier. J'ai rencontré une semblable structure dans une de mes expériences, et l'on s'explique aisément l'écrasement de la malléole externe dans ce cas. « La structure compacte de cet os, jointe à sa gracilité, lui donne la flexibilité et l'élasticité des côtes. On peut le considérer comme un ressort de l'articulation tibio-tarsienne, sans cesse mis en action par les mouvements de latéralité du pied. Cette flexibilité me paraît pouvoir être portée assez loin pour que le péroné vienne s'appuyer sur le tibia. » (Cruveilhier, Anat. descript., I, 241.)

Il est en effet possible d'obtenir ce rapprochement des deux os, par une pression lente sur le milieu du péroné; mais si on agit en repoussant la malléole externe en dehors, on fracture l'os au-dessus de son articulation tibiale inférieure, à 5 ou 6 centimètres de son extrémité. C'est ce qu'a observé M. Tillaux, dans l'abduction forcée du pied. Après l'arrachement des ligaments internes et même, le plus souvent, de la malléole tibiale, « la face externe de l'astragale vient, dans toute « sa hauteur, faire effort contre la malléole externe, et « tend à l'écarter du tibia. C'est ce qui arrive en effet « quelquefois; les ligaments péronéo-tibiaux infé« rieurs cèdent, il se produit une diastase de l'articula« tion péronéo-tibiale inférieure. »

Ce qu'il y a de remarquable, c'est que ces ligaments arrachent *toujours* leur implantation sur le tibia (1).

Dans la majorité des cas, le péroné se brise à 5 ou 6 centimètres au-dessus du sommet de la malléole.

Avant de décrire les articulations du pied, je rappellerai en quelques mots l'anatomie de l'articulation péronéo-tibiale supérieure, qui est le point fixe et comme le talon du ressort. La facette péronière, regardant en haut et en dedans, vient butter contre une facette semblable, dirigée en sens inverse et taillée à la partie postérieure de la tubérosité externe du tibia. Deux ligaments à faisceaux parallèles se dirigent en bas et en dehors des faces antérieure et postérieure de la tubérosité externe du tibia, vers la tête du péroné. La direction de ces ligaments ne leur permet pas de s'opposer, d'une façon efficace, à un glissement de bas en haut de la totalité du péroné. Et, de fait, cette double luxation du péroné a été observée par Boyer, à la suite d'un renversement violent du pied en dehors.

Nous considérerons d'un coup d'œil d'ensemble tous les moyens d'union de l'extrémité inférieure du péroné avec le tibia, l'astragale, et le calcanéum. L'utilité de l'articulation péronéo-tibiale inférieure étant entière-

(1) Traité d'anatomie, 1174.

ment subordonnée au rôle important que le péroné joue dans l'articulation du pied avec la jambe. « On ne comprend l'utilité d'une articulation semblable, jouissant seulement de légers glissements que comme moyen d'augmenter l'élasticité si nécessaire dans cette région. Si la mortaise qui emboîte l'astragale avait été creusée dans un seul os, elle eût beaucoup moins bien résisté aux violences continuelles auxquelles elle est soumise (1). »

L'articulation péronéo tibiale inférieure est une amphiarthrose offrant à la fois des surfaces contiguës et des surfaces continues. Les premières consistent en deux facettes articulaires, étroites de haut en bas, oblongues d'avant en arrière ; l'une convexe, dans le sens de son grand diamètre, est située à la face interne de l'extrémité inférieure du péroné ; l'autre, légèrement concave, est creusée dans la face externe du tibia, et se continue avec la face articulaire inférieure de cet os.

Ces deux surfaces ne sont pas revêtues de cartilages ; celle du tibia est recouverte de périoste ; celle du péroné, d'une substance graisseuse.

Les surfaces continues sont rugueuses, plus étendues, triangulaires, à base inférieure.

Cette articulation possède deux ligaments périphériques, l'un antérieur, l'autre postérieur, très-puissants, à faisceaux parallèles et obliquement dirigés en bas et en dehors du tibia vers le péroné.

Je ferai ici la même observation que pour les ligaments de l'articulation péronéo-tibiale supérieure ; leur direction est telle qu'ils sont impuissants à empêcher, soit une luxation de bas en haut, soit une diastasis de

(1) Richet. Traité d'anatomie chirurgicale, p. 345.

l'articulation péronéo-tibiale inférieure ; ces deux mouvements devant relâcher les ligaments au lieu de les tendre.

Un troisième ligament, dit interosseux et doué d'une résistance considérable, est formé de fortes fibres obliques entre-croisées et entremêlées de tissu adipeux ; la synoviale est un prolongement de celle de l'articulation tibio-tarsienne.

Dans l'état normal d'intégrité des ligaments, les articulations péronéo-tibiales ne possèdent que des mouvements de glissement à peine perceptibles. M. Maisonneuve a même nié la possibilité d'un mouvement quelconque. « L'union de ces deux os (tibia et péroné), dit-il, est telle que le moindre écartement est impossible entre eux (1). »

Ces articulations ont surtout pour but de décomposer les forces qui tendent à disjoindre la mortaise péronéo-tibiale.

L'articulation tibio-tarsienne appartient au genre des trochlées.

Du côté de la jambe, nous trouvons une mortaise quadrilatère, formée par l'union du tibia et du péroné. Le plan de la mortaise est incliné en bas et en arrière, et il est parcouru dans le sens antéro-postérieur par une saillie qui répond à la gorge de l'astragale. Des deux montants de la mortaise, l'interne est une apophyse tibiale triangulaire, courte et verticalement dirigée. C'est l'extrémité inférieure du péroné qui forme le montant externe de la mortaise. Cette malléole péronière est plus longue que celle du tibia ; elle est un peu déjetée en dehors et

(1) Maisonneuve. Mémoire sur les fractures du péroné. In Archives de médecine, 3e série, t. VII, p. 174.)

située sur un plan postérieur à celui de la malléole interne.

Du côté du pied est une poulie à axe transversal, qui se rétrécit d'avant en arrière. Sa surface, dont l'étendue parcourt environ le tiers d'un cylindre, offre une dépression antéro-postérieure peu profonde et deux bords dont l'externe est un peu plus relevé. Boyer attribue à cette obliquité de l'astragale la tendance qu'a le pied à s'incliner du côté de la malléole externe (1).

La trochlée astragalienne est terminée latéralement par deux facettes répondant aux malléoles ; l'interne perpendiculaire à l'axe, l'externe taillée obliquement de haut en bas et de dedans en dehors.

Les moyens d'union consistent en deux appareils ligamenteux, situés l'un à la partie interne, l'autre à la partie externe de l'articulation.

1° Le ligament latéral interne part du sommet de la malléole tibiale, et ses fibres se dirigent en rayonnant vers la face interne de l'astragale, la petite apophyse du calcanéum, et en avant au col de l'astragale et au scaphoïde. Au-dessous se trouve un faisceau très-résistant, s'étendant de la pointe de la malléole interne à la face interne de l'astragale au-dessous de la partie articulaire.

2° A la partie externe, on voit partir du sommet du péroné trois faisceaux ligamenteux ; l'un antérieur, va du bord antérieur de la malléole externe, en bas et en avant se fixer au devant de la facette articulaire de l'astragale ; le second part de la pointe de la malléole et se dirige en bas et en arrière vers la face externe du calcanéum, au-dessous de la gaîne des péroniers ; le troi-

(1) Boyer. Maladies chirurgicales, t. III, p. 376.

sième enfin est profondément situé ; il se dirige d'une manière presque horizontale de l'excavation qui se trouve en dedans de la pointe de la malléole externe à la face postérieure de l'astragale, au-dessous de la trochlée.

En avant et en arrière, à peine quelques fibres disséminées, obliques, protégent la synoviale. Celle-ci, au lieu de se continuer par un simple feuillet synovial ou même une couche épithéliale au niveau des ligaments, reste membraneuse et adhérente à ces trousseaux fibreux. Aussi de simples entorses amènent-elles fréquemment des épanchements intra-articulaires, des synovites ou des ostéo-synovites très-graves, autrement dit des tumeurs blanches (1).

L'articulation tibio-tarsienne possède des mouvements de flexion et d'extension considérables.

Avant d'arriver jusqu'au contact, les os sont pourtant maintenus par l'élasticité des muscles et des tissus périarticulaires.

La flexion forcée mettant en rapport la partie la plus longue de la poulie astragalienne avec la partie postérieure, plus étroite de la mortaise péronéo-tibiale, tend à écarter les deux malléoles. Dans ce cas, j'ai constaté, après Bonnet (de Lyon), que c'est toujours la malléole interne qui est brisée la première et le plus souvent seule.

Il n'existe à l'état normal aucun mouvement de latéralité dans cette articulation. Les frères Weber ont seulement démontré que dans l'extension du pied, si l'on imprime à la jambe des mouvements de rotation, la malléole externe reste immobile, et l'on voit, autour de

(1) Richet. Loc. cit.

ce centre, la malléole interne décrire un petit arc de cercle ; encore ce mouvement est-il un peu forcé ainsi que le fait observer M. le professeur Richet.

Quant aux autres mouvements du pied, ils se passent dans les articulations médio-tarsiennes ; quelques-uns même, qu'une observation superficielle tendrait à attribuer au pied, ont pour siège le genou ou la hanche.

Aussi A. Richard prétend-il que tout effort pour produire dans l'articulation des mouvements autres que ceux de flexion et d'extension, « est une violence qui tend à séparer le tibia du péroné, à arracher les ligaments péronéo-tibiaux, une véritable *diastase.* »

Mais cette diastase ne lui paraissant pas démontrée, il ajoute :

« En leur qualité de ligaments, ils résistent et le péroné éclate (1). »

Et relativement à la solidité comparée des os et des ligaments, les opinions sont très-divisées. M. Maisonneuve affirme que « les os ont toujours une ténacité plus grande que les ligaments ; mais il peut arriver qu'ils se trouvent dans une position défavorable. » Je me range entièrement à l'avis de l'auteur, pour les cas où il s'agit d'organes intacts et normalement constitués.

Plus loin il ajoute :

« Tout effort latéral se porte donc d'abord sur les malléoles qu'il tend à écarter et non sur les ligaments, qui ne sont tiraillés qu'après la rupture de l'un des deux montants. »

D'après la conformation des surfaces articulaires, tout

(1) Adolphe Richard. Pratique journalière de la chirurgie, p. 73.

(2) Malgaigne. Traité des fractures et des luxations, t. II, p. 998.

effort de l'astragale pour se déplacer dans la mortaise, tend évidemment à en écarter les montants. Mais, pratiquement, ces sortes de mouvements ne peuvent être transmis à l'astragale que par l'intermédiaire du pied ; et comme on ne saurait faire mouvoir le pied sans exercer des tractions sur les ligaments qui s'opposent au déplacement que l'on sollicite, il en résulte que dans le mécanisme pathologique ou expérimental des déviations forcées du pied, l'effort porte tout d'abord sur les ligaments, et secondairement sur les os auxquels ils s'implantent.

Les résultats pathologiques ou expérimentaux varient de nature et d'intensité, selon que ce sont les ligaments qui cèdent et permettent la diastasis de l'articulation péronéo-tibiale inférieure ; ou bien que les os sont brisés, ce qui est de beaucoup le plus fréquent.

Il est très-évident que dans les entorses du pied, les ligaments tiraillés, et même en partie déchirés ou arrachés compromettent la solidité des articulations et rendent les déviations plus faciles et partant plus fréquentes.

Mais tant que la destruction des liens articulaires n'a pas produit une diastasis permanente véritable, c'est-à-dire une *luxation virtuelle* se reproduisant au moindre effort, ce n'est qu'une entorse. Dans l'entorse, l'élasticité des ligaments a été mise en jeu, parfois jusqu'à ses extrêmes limites ; leur intégrité n'a pas été absolument respectée ; mais ils conservent en masse une résistance suffisante pour maintenir fermement les extrémités articulaires. Le faisceau a été diminué mais non pas dissocié.

Lors au contraire qu'il y a diastasis véritable, la limite d'élasticité a été dépassée, la destruction des ligaments, la désorganisation de la résistance est telle que les deux os ne sont plus maintenus que par l'aponévrose interosseuse et l'articulation péronéo-tibiale supérieure.

Avant de relater l'observation du malade de l'hôpital Beaujon, je citerai, d'après Malgaigne, celle de Desault et Bichat à laquelle il me semble juste de restituer sa véritable place. « Bichat rapporte que chez un homme de 36 ans, qui était tombé le pied porté *en arrière et en dehors*, Desault trouva la malléole interne saillante, le péroné écarté du tibia et mobile, avec absence des signes de la fracture (1). »

Obs. II. — Le 12 février 1878, les gardiens de la paix amenaient à l'hôpital Beaujon, dans le service de M. le Dr Tillaux, salle St-Vincent-de-Paul, lit n° 24, un homme qu'ils avaient ramassé la veille sur la voie publique.

Régnier (Pierre-Émile), ouvrier tapissier, semble jouir d'une bonne santé. Cependant, il y a environ 26 ans, il fut frappé d'apoplexie au milieu de son travail, et, quand il reprit ses sens, tout le côté gauche était paralysé ! Il ne pouvait en aucune façon remuer le bras ni la jambe ; la face présentait une légère déviation à gauche, c'était donc une hémiplégie croisée. Cet état paralytique persista environ douze jours ; puis il se produisit une amélioration de plus en plus accentuée, et la semaine après le malade quittait l'hôpital en pleine convalescence. C'est là, du reste, le seul antécédent pathologique du malade.

Aujourd'hui, on constate un amaigrissement notable de tout le côté gauche ; la face seule semble revenue

(1) Tillaux. Traité d'anatomie, p. 1174.

complètement à l'état normal. Le bras et la jambe sont faibles et peu agiles, cependant ils ne sont pas absolument impotents. Le pied traîne légèrement pendant la marche, le malade accuse un sentiment d'infériorité considérable dans la jambe gauche qui ne lui offre qu'un appui incertain et une motilité difficultueuse. Cependant il va, vient et se livre à ses occupations habituelles.

Le lundi 11 février, vers dix heures du soir, il avait un peu fêté la dive bouteille, et selon son expression pittoresque, *il avait un léger coup de vent dans les voiles*; mais comme, pour continuer la comparaison imagée, *il porte bien la toile*, il affirme qu'il avait toute sa raison. Malheureusement son côté gauche est le *locus minoris resistentiœ*, et dans les changements de température, ou sous l'influence d'une dose même minime d'alcool, sa jambe devient plus vacillante tandis que l'autre est encore ferme et agile.

Il descendit à reculons d'un omnibus en marche et hasarda la jambe droite, la plus solide, la première; le pied sur lequel portait tout le poids du corps se trouva pris entre deux pavés, étant attardé en arrière, renversé en dehors, le bord interne appuyant sur le sol, ainsi que le démontrait encore la bottine tachée de boue à sa face interne seulement. L'individu tombe en avant sur le côté gauche en éprouvant une douleur très-vive dans le cou-de-pied, mais sans entendre ni sentir aucun craquement.

Le conducteur de la voiture l'aide à se relever et deux gardiens de la paix ayant remarqué son état d'ébriété, auquel ils attribuaient exclusivement la chute, l'entraînèrent au poste malgré ses plaintes et ses réclamations.

Il accomplit ce trajet avec beaucoup de peine et en boitant fortement malgré l'aide des deux gardiens.

La nuit fut assez calme, la douleur étant beaucoup diminuée par l'immobilité du membre et sa position horizontale. Le lendemain matin le commissaire de police fit droit aux instances du blessé qui déclara ne pouvoir faire un seul pas, et le fit transporter à l'hôpital en voiture.

Au moment de la visite le malade est entièrement revenu à son état normal, les fumées de l'ivresse se sont dissipées et il rend compte de son accident avec intelligence et exactitude.

Le pied droit est légèrement déjeté en dehors ; la face interne de la jambe est le siége d'une vaste ecchymose, jaunâtre au-dessus de la cheville, bleu violacé au-dessous, et qui s'étend du bord interne du pied jusque vers le milieu de la jambe. Une autre ecchymose moins considérable s'étend aux deux tiers inférieurs de la face externe. Le cou-de-pied présente un gonflement assez considérable, surtout au niveau des malléoles. Le blessé accuse une douleur continue, tensive et contusive, très-peu intense, mais qui s'exagère considérablement par la pression surtout au niveau des malléoles et de la tibiale en particulier. Cependant on ne trouve pas un point précis et très-limité où la douleur provoquée soit beaucoup plus vive que dans les parties voisines, et point de déformation spéciale du membre.

L'exploration la plus minutieuse n'a pu faire découvrir aucun indice de fracture ni dans le corps du tibia, ni au niveau de sa malléole.

Le péroné présente une mobilité anormale et très-étendue dans le sens antéro-postérieur.

Le mouvement antéro-postérieur peut lui être imprimé en saisissant l'os à sa partie moyenne ou même vers sa tête ; ce qui exclut toute solution de sa continuité. En produisant ce mouvement la main perçoit un craquement fort et bruyant d'un timbre spécial qui est évidemment dû au frottement des cartilages d'encroûtement de la malléole externe et de l'astragale ; c'est la crépitation cartilagineuse.

Il y a eu évidemment rupture des ligaments péronéaux inférieurs ; et la seule lésion qui résume scientifiquement tous les faits observés, c'est la *diastasis de l'articulation péronéo-tibiale inférieure.*

Le pronostic de M. Tillaux présente une certaine gravité au point de vue des conséquences ultérieures de cet accident relativement à la solidité et à la souplesse de l'articulation du pied avec la jambe ; à ce point de vue il considère cette lésion comme plus grave qu'une fracture du péroné.

Le traitement a débuté par des compresses résolutives à l'extrait de saturne ; et lorsque après cinq jours le gonflement eut à peu près disparu, on appliqua un bandage au silicate de potasse, remontant jusqu'au milieu de la cuisse. Cet appareil est conservé sans aucun inconvénient pendant quarante et un jours.

29 mars. On l'enlève, et l'on constate une consolidation parfaite du péroné ; plus de mouvements anormaux, plus de crépitation, ni douleur, ni gonflement ; on conseille quelques frictions excitantes.

12 avril. Le malade part pour l'asile de Vincennes ; il peut marcher sans canne, mais en boitant de la jambe droite dont le genou est volumineux et douloureux à la flexion.

A l'Asile des convalescents, on lui administre des douches et des massages quotidiens pendant treize jours.

J'ai revu ce malade le 22 mai, c'est-à-dire cent jours après l'accident; le cou-de-pied est encore un peu plus gros qu'à l'état normal; la marche est assez facile, bien que la fatigue se fasse sentir plus vite, cependant la jambe droite est encore supérieure à l'autre.

Ce qu'il importe de noter dans ces deux observations c'est la position identique du pied au moment de l'accident; il est en arrière et renversé en dehors.

Relativement à la cause efficiente de cette lésion, M. Tillaux a émis l'opinion qu'elle était due à une faiblesse naturelle des ligaments articulaires; sans cela il y aurait eu fracture de la malléole interne et probablement du péroné.

Nous n'avons aucun renseignement sur l'appréciation de Desault et de Bichat, à propos de la première observation.

En tout cas, j'ai interrogé notre malade avec soin, et il m'a catégoriquement nié toute tendance à l'entorse et aux déviations dans son pied droit. Il ne se rappelle pas s'être jamais tordu le pied à un dégré quelconque; et prétend même qu'il doit y en avoir peu d'aussi solides.

Nous verrons si nos expériences nous permettent d'expliquer la diastasis par le seul fait d'un mécanisme spécial à certaines déviations du pied.

EXPERIENCES.

J'ai fait sur le cadavre un certain nombre d'expériences par les divers procédés indiqués dans les auteurs. Pour synthétiser les résultats observés, je les rangerai sous quatre chefs, d'après le sens des mouvements imprimés :

1° Abduction et rotation en dehors.

Je n'ai pu reproduire la simple rotation de la pointe du pied en dehors. Je crois, du reste, avec M. Tillaux, que ce mécanisme, fort ingénieux pour démontrer la théorie de M. Maisonneuve sur les fractures du péroné, est rarement réalisé dans les faits pathologiques et par conséquent ne saurait donner une idée exacte de leur mode de production et des lésions qui les accompagnent.

2° Adduction et rotation en dedans.

3° Mouvements alternatifs d'adduction et d'abduction. Ce double mouvement, en sens inverse, doit se produire assez fréquemment, soit que le pied d'abord incliné sur l'arête d'un pavé glisse ensuite dans l'interstice de deux pavés, soit qu'après l'inclinaison forcée dans un sens, le moment de restitution dû à la contraction musculaire et au déplacement instinctif du corps, ne vienne à dépasser la position normale pour tomber dans l'exagération en sens inverse.

4° Enfin flexion forcée du pied sur la jambe, dans le but de faire effort sur la partie postérieure, la plus étroite de la mortaise péronéo-tibiale, avec la partie antérieure, la plus étendue de la poulie astragalienne.

I. — *Abduction et rotation en dehors.*

A. Dans une première série d'expériences, la jambe étant solidement maintenue par des aides, j'agissais sur le pied avec les deux mains et d'une manière progressive.

On entend d'abord des craquements multiples, peu intenses et augmentant plus ou moins la quantité de mouvement. Je me suis assuré *de visu* sur un membre préalablement dépouillé de ses téguments, et par des dissections ultérieures que ces craquements étaient dus à l'arrachement du périoste et de parcelles osseuses de l'astragale et du calcanéum, par le ligament deltoïdien. Deux fois c'est l'implantation tibiale qui a cédé.

En continuant les tractions, on obtient bientôt un craquement unique fort et bref, qui indique la fracture de la malléole interne. Dans le tiers des cas cette fracture est la lésion primitive. C'est au niveau de la partie horizontale de la mortaise que l'apophyse est arrachée ; et elle reste parfois adhérente au tibia par le cartilage articulaire ; ce qui prouve nettement que l'action s'est exercée de dedans en dehors par l'intermédiaire des ligaments.

Dans des expériences semblables, Bonnet avait obtenu des résultats identiques ; et lorsqu'il pratiquait l'abduction sans rotation, c'est la malléole interne qui était *toujours* primitivement arrachée.

M. Maisonneuve n'a *jamais* observé la fracture de la malléole interne, et il a donné de ce fait l'explication suivante : « Dans l'abduction, la facette articulaire externe de l'astragale est maintenue en contact dans toute sa hauteur par la malléole péronière. » Elle ne peut l'abandonner qu'après que sa facette articulaire interne aura glissé au-dessous de la malléole tibiale avec laquelle elle n'est en rapport que dans son tiers supérieur. Or, dans ce mouvement de glissement, la traction des ligaments internes s'exerce parallèlement aux fibres de l'os et ne peut, par conséquent, le fracturer. Cette théorie ne peut s'appliquer aux cas nombreux où d'autres expérimentateurs ont obtenu la fracture de la malléole interne ; et je ne me charge pas de l'accorder avec un fait aussi facile à constater.

Les résultats observés par M. Richet et M. Tillaux confirment ceux que nous avons énoncés ; cependant ce dernier auteur signale l'arrachement de la malléole interne comme plus fréquent que celui des ligaments.

B. Dans une deuxième série d'expériences, le pied fut rigoureusement maintenu entre les branches d'un étau, et la jambe vivement renversée en dehors. Le résultat fut le même que précédemment.

Contrairement à l'opinion de M. Maisonneuve, le traumatisme peut se borner à ces deux ordres de lésion et même à un seul, je l'ai constaté comme M. Tillaux qui avait de plus observé sur le vivant un cas de fracture de la malléole interne.

Quand on exagère le mouvement, des craquements prolongés et déchirants se font entendre, qui correspondent à des délabrements plus considérables, à la déchirure de la gaîne du jambier postérieur et du fléchisseur commun des orteils ; parfois ces muscles eux-mêmes sont arrachés à leur implantation sur les fibres tendineuses.

En troisième lieu on entend un craquement plus fort et l'on constate la fracture du péroné qui est repoussé en haut et en dehors par l'astragale et le calcanéum. Le trait de la fracture est situé au-dessus de l'articulation péronéo-tibiale inférieure au niveau de la partie la moins résistante, au collet de l'os. Pourtant chez les vieillards et les scrofuleux la malléole externe n'a pas une résistance suffisante pour transmettre la pression au corps de l'os, et elle est broyée; chez les enfants, c'est l'épiphyse inférieure qui se trouve détachée.

Sanson, Boyer et M. Richet pensaient que c'était le calcanéum qui venait butter contre la pointe du péroné ; MM. Maisonneuve et Tillaux attribuent les lésions à la pression de l'astragale. Je partage à cet égard l'opinion de Bonnet (de Lyon), d'après laquelle l'astragale tout d'abord tend à repousser en dehors la malléole externe ; puis, dans un mouvement exagéré, la pointe du péroné vient s'arc-bouter contre la face externe, devenue presque supérieure, du calcanéum. A ce moment il arrive de ces deux choses l'une : ou bien les ligaments latéraux externes cèdent et il y a *diastasis*, ou bien ils résistent et le péroné se brise.

Bonnet constate que le plus souvent la fracture se produit au niveau du bord de la table. Cet effet doit être attribué à la forme des tables qui dans les amphithéâtres de Lyon sont en marbre avec des arêtes tranchantes. J'ai obtenu le même résultat sur la jambe d'un vieillard que j'avais appuyée sur le bord de la table. En posant le membre sur la face arrondie d'un billot je n'ai jamais produit cet accident.

Voici quelle forme de fracture j'ai observée dans de tels cas. Le trait de la fracture, situé à 1 centimètre au-dessus de la ligne articulaire du tibia, a la forme d'un T, dont la branche horizontale est perpendiculaire à l'axe du péroné dont elle intéresse toute l'épaisseur. La branche verticale se détache de la première à l'union des deux tiers externes avec le tiers interne de l'épaisseur de l'os. L'extrémité inférieure présente donc deux fragments, dont l'externe n'adhère le plus souvent que par un lambeau périostique, l'interne restant fixé au corps de l'os par une portion osseuse et par le ligament interosseux.

D'après cela il est manifeste que le péroné a été repoussé en haut et en dehors, en deux temps distincts.

En résumé, le mouvement d'abduction combiné avec la rotation de la pointe du pied en dehors a produit :

1° L'arrachement des ligaments latéraux internes, ou de la malléole tibiale.

2° La fracture de la malléole interne.

3° La fracture du péroné ou la diastasis de l'articulation péronéo-tibiale inférieure.

Une seule fois, dans cette série d'expériences, nous avons obtenu une diastasis légère mais incontestable de l'articulation péronéo-tibiale inférieure.

Nous avons expérimenté sur la jambe droite d'un sujet mort dans la force de l'âge et dont le cadavre ne présentait aucun symptôme de putréfaction. Le pied fut fixé, au-dessous de l'articulation tibio-tarsienne, entre les branches d'un étau et maintenu solidement par des cordes qui empêchaient tout mouvement de torsion. La jambe fut violemment renversée en dehors à trois reprises différentes et peut être amenée à faire un angle droit avec sa direction normale.

Des craquements nombreux s'étaient fait entendre, les désordres devaient être considérables et pourtant il n'existait aucune fracture. En dedans, le ligament deltoïdien était presque entièrement arraché de ses insertions astragaliennes et calcanéennes.

Les muscles eux-mêmes, jambier postérieur et fléchisseur commun des orteils étaient en partie séparés de leurs tendons, qui faisaient hernié à travers les éraflures de la gaine.

En dehors, il existait une diastasis légère des articulations péronéo-tibiales inférieure et supérieure. La malléole externe pouvait glisser de plusieurs millimètres dans le sens antéro postérieur et ces mouvements se transmettaient d'une façon très-nette à la tête du péroné que l'on voyait basculer sous la peau.

M. Tillaux explique ainsi le mécanisme de cette diastasis : « La face externe de l'astragale vient dans toute sa hauteur faire effort contre la malléole externe et tend à l'écarter du tibia. C'est ce qui arrive en effet quelquefois, les ligaments péronéo-tibiaux inférieurs cèdent, il se produit une *diastase* de l'articulation péronéo-tibiale inférieure (1). » Il ajoute que ces ligaments sont toujours arrachés à leur implantation-tibiale.

M. Maisonneuve attribue cette diastasis à la rotation de la pointe du pied en dehors. « Lorsque les ligaments tibio-péroniers se brisent, ce qui doit arriver quand la résistance des malléoles est supérieure à la leur, le premier effet de la déviation du pied en dehors est une *diastase*, un écartement plus ou moins considérable des deux os. Mais pour cet auteur le traumatisme ne s'arrête jamais là, et le péroné est toujours fracturé au tiers supérieur ou au tiers moyen.

Boyer avait fait remarquer avec justesse que dans les cas d'abduction du pied, l'effort du calcanéum contre la malléole péronière est supporté par les ligaments tibio-péroniers inférieurs et par l'articulation tibio-péronéale supérieure dont les surfaces sont rapprochées avec effort (2).

C. La troisième série d'expériences a été instituée pour essayer de tenir compte du poids du corps, qui dans les faits pathologiques doit avoir une grande influence sur l'étendue et même sur la nature des déplacements.

(1) Tillaux. Traité d'anatomie topographique, p. 1774.

(2) Boyer. Traité des maladies chirurgicales et des opérations, t. III, p. 377.

Le pied étant solidement appuyé sur le sol, la jambe renversée en dehors, un aide frappait avec une masse en bois sur les condyles du tibia.

Dans tous ces cas, *sans exception aucune*, nous avons constaté une diastasis évidente bien que peu prononcée de l'articulation péronéo-tibiale inférieure. La malléole externe exécutait des mouvements de glissement plus ou moins étendus d'avant en arrière, et l'astragale pouvait se déplacer latéralement.

Si avant d'appuyer sur le tibia on a détruit en partie les ligaments latéraux internes, ou si la malléole interne a été arrachée, la diastasis se produit encore d'une manière *constante*. Elle est alors bien plus considérable, quoique l'on ait frappé avec moins de violence et que les condyles soient restés intacts.

Quelquefois, rarement, la poulie astragalienne est broyée vers sa partie interne, ainsi que le bord antérieur de la mortaise-tibiale.

Ces lésions ne sont produites dans les expériences cadavériques que par l'action soudaine et brutale de la force ; sur le vivant le poids du corps se transmet aussi intégralement et par conséquent exerce un effort au moins équivalent ; mais d'une manière plus graduée et par l'intermédiaire de tissus élastiques qui amortissent le choc.

Ainsi l'abduction avec une pression énergique transmise au pied dans cette attitude vicieuse produit *invariablement* la diastasis, et celle-ci est plus considérable si la laxité des ligaments internes permet une déviation plus prononcée en dehors.

L'astragale, ainsi que l'avait fait remarquer Boyer (p. 21), dégagé en partie de ses attaches internes, bascule et vient présenter le bord externe de sa poulie dans l'angle rentrant externe de la mortaise péronéo-tibiale et fait effort comme un coin pour disjoindre les deux os. Sur une jambe dont la partie inférieure a été disséquée avec soin, on constate très-bien cet effet produit avec les mains par une abduction violente jointe à une impulsion énergique dans le sens de l'angle péronéo-tibial.

2° *Adduction et rotation en-dedans.*

Cette espèce de déviation serait la plus fréquente d'après Dupuytren; Boyer pensait au contraire que le pied se portait plus volontiers en-dehors. « On peut remarquer, dit-il, que le côté auquel correspond la malléole externe est celui vers lequel le pied a le plus de tendance à s'incliner. » Et d'ailleurs il est d'observation constante que les chaussures sont toujours plus vite usées sur le bord externe de la semelle et du talon que sur le bord interne, aussi les cordonniers doivent, pour parer à cette attitude, adapter à ce bord une armature de métal qui a pour effet de consolider la marche en rendant plus nette l'implantation du pied sur le sol. — On entend d'abord des craquements multiples et faibles dus à la rupture partielle des ligaments dorsaux qui unissent l'astragale au scaphoïde et au calcanéum ; les insertions péronéennes et astragaliennes du ligament latéral externe sont en plus ou moins grande partie arrachés.

Si l'on exagère le mouvement il se produit un craquement plus intense. Le plus souvent c'est la malléole externe qui est brisée, toujours au-dessous de l'articulation péronéo-tibiale antérieure, et parfois à son sommet, ainsi que l'a observé M. Tillaux. Quelquefois ce sont les ligaments latéraux externes qui cèdent complètement entraînant avec eux des fragments de l'astragale et du calcanéum; plus rarement leur attache péronière est arrachée. Souvent la gaîne des péroniers est déchirée; mais jamais les muscles ne sont déchirés, ils sont seulement déjetés en-dedans.

M. Tillaux a toujours obtenu primitivement l'arrachement de la malléole externe; cela tenait probablement à l'intensité de la force déployée et aux secousses brusques imprimées à la partie mobile du membre. Le mécanisme de cette fracture a été aussi décrit par Maisonneuve. Dans le renversement du pied en dedans, la face interne de l'astragale abandonne le tibia et sa face externe forme avec la face interne de la malléole péronière un angle très-aigu dont le sinus est ouvert en bas. Le péroné n'étant plus soutenu cède à la traction énergique des ligaments latéraux externes dont la direction est devenue presque perpendiculaire, ainsi que l'a fait observer Dupuytren. Quand l'adduction est portée très-loin la malléole interne vient s'appuyer sur la face interne de l'astragale qui la refoule en haut et en dedans de sa face profonde, vers sa face superficielle, et en détache plus ou moins complètement un fragment dont le trait oblique en haut et en dessous s'arrête souvent au milieu de l'épaisseur de l'os, ou bien ne tient plus que par le périoste. Cette fracture a été niée par Dupuytren; mais les expériences de Bonnet et de Tillaux l'ont mise hors de doute; je l'ai obtenue moi-même à deux reprises et produite sous mes yeux conformément au mécanisme indiqué par Bonnet.

M. Tillaux a observé quelques cas de fracture du corps du tibia à sa partie inférieure. Le péroné avait été préalablement brisé *au-dessus* des ligaments péronéo-tibiaux inférieurs; ou bien il y avait une diastasis considérable de la tête du péroné; dès lors la traction des ligaments péronéo-tibiaux inférieurs s'exerçait sur la partie inférieure du tibia, seule résistante, et cet os était brisé à 15 millimètres au-dessus de sa surface articulaire.

En résumé, le mouvement d'adduction produit les résultats suivants :

1° Rupture des ligaments dorsaux du tarse.

2° Fracture de la malléole externe au-dessous de l'articulation péronéo-tibiale inférieure ; ou bien arrachement des ligaments latéraux externes.

3° Fracture de la malléole interne par refoulement.

4° Déchirure de la gaîne des péroniers.

5° Fracture de l'extrémité inférieure du tibia.

En aucun cas je n'ai obtenu, par ce mouvement, de diastasis appréciable de l'articulation péronéo-tibiale inférieure. M. Tillaux a cité un cas de diastasis notable de l'articulation péronéale supérieure.

3° *Mouvement alternatif d'adduction et d'abduction.*

J'ai déjà expliqué comment ce double mouvement pouvait fréquemment se produire soit à cause de la forme alternativement convexe et concave du sol sur lequel trébuche le pied ; soit à cause du mouvement instinctif qui rectifie la position et parfois dépasse en sens inverse la station normale.

Cette association de mouvements avait, en outre, l'avantage de diminuer la résistance des liens articulaires qu'elle distend plus ou moins.

A. Un premier mouvement d'adduction léger produit, comme nous l'avons dit, une rupture plus ou moins considérable des ligaments latéraux externes.

Si, à ce moment, on porte violemment le pied en dehors, le résultat *toujours identique* de cette manœuvre est un craquement prolongé assez fort, suivi d'une diastasis très-évidente et parfois considérable.

Les ligaments péronéo-astragalien antérieur et péronéo-calcanéen ont été arrachés de leurs insertions à l'astragale et au calcanéum, rarement à celles qui les relient au péroné ; le ligament péronéo-astragalien postérieur est souvent plus intact que les autres.

Du côté de l'articulation péronéo-tibiale inférieure, le ligament interosseux est presque entièrement détruit ; les liens péronéo-tibiaux ne sont détruits que dans les cas de distension extrême.

Du côté interne, les ligaments superficiels sont entièrement arrachés ; ou bien la malléole interne est fracturée, ce qui est beaucoup plus rare.

On peut, dans ces cas, imprimer à la malléole externe des mouvements plus ou moins étendus d'avant en arrière, soit en la saisissant directement, soit en agissant sur le corps de l'os. Le déplacement se fait le plus souvent en arrière, à cause de l'intégrité relative du ligament péronéo-astragalien postérieur. Parfois la diastasis a atteint par refoulement l'articulation péronéo-tibiale supérieure, et les mouvements se communiquent à la tête du péroné que l'on voit basculer sous la peau. L'astragale peut aussi exécuter des mouvements latéraux plus ou moins étendus, et le pied se devie en dehors d'une manière proportionnelle à l'étendue de ces mouvements latéraux. Quand à la crépitation cartilagineuse, je l'ai obtenue une seule fois, mais de la manière la plus perceptible à la main et à l'oreille, même à distance.

Les cartilages ne présentaient la trace d'aucune altération ; il n'est donc pas besoin que leur surface soit plus ou moins dépolie pour que cette crépitation particulière puisse se produire.

Et je dois dire ici que, me défiant de l'entraînement inconscient qui fait découvrir parfois les lésions ou les symptômes qu'on veut produire mais n'existent pas en réalité, j'ai soumis chacun de mes résultats au contrôle des personnes présentes au laboratoire, notamment de MM. Schwartz, prosecteur ; Labbé, interne des hôpitaux; Notta et Siredey, externes des hôpitaux, et de mon excellent ami et collègue, M. Broquet, qui m'a prêté un concours aussi intelligent que dévoué.

Si, après cette abduction qui a produit la diastasis, on imprime au pied un nouveau mouvement d'adduction violente, on brise la malléole externe ou le péroné au point d'appui sur le billot. Par un deuxième mouvement d'abduction, on arrache la malléole interne.

B. En intervertissant l'ordre des mouvements, on obtient les résultats suivants :

1° Abduction, arrachement d'une partie des ligaments internes.

2° Adduction, rupture partielle des ligaments externes.

3° Abduction, arrachement de la *pointe* de la malléole interne. La partie superficielle du ligament latéral interne a été arrachée ; le ligament profond persiste seul dans son intégrité et arrache à son tour la pointe de la malléole à laquelle il est inséré.

Ce triple mouvement n'a produit de diastasis manifeste que dans un seul cas, et il s'agissait d'une jambe arrivée à un état de putréfaction très-avancé.

Dans un deuxième mouvement d'adduction, on arrache la pointe de la malléole péronière ; et l'on voit le ligament péronéo-astragalien postérieur, déchiré en deux portions sensiblement égales, qui restent adhérentes l'une au fragment, l'autre au corps de l'os.

Ainsi les mouvements alternatifs, en commençant par l'abduction, ne produisent pas la diastasis de l'articulation péronéo-tibiale inférieure sur un sujet sain.

Les lésions observées sont celles déjà étudiées à propos de ces mouvements isolés; mais la succession des désordres articulaires tend à détruire les liens de l'articulation tibio-tarsienne en laissant à peu près intacte celle du tibia et du péroné.

4° *Flexion.*

J'ai employé d'abord la force des deux mains, le résultat a toujours été à peu près nul.

Ayant fléchi la jambe à angle droit sur la cuisse, je passai sur le genou et sous la plante du pied une bande de toile à quatre brins, dont deux parallèles et deux croisés. Puis, au moyen d'un garrot, j'amenais progressivement le pied dans une flexion forcée; il se produit toujours un peu de déviation en dehors.

On entendait des craquements énormes, et quand le pied était à 45° sur la jambe, on constatait *toujours* la fracture de la malléole interne, et souvent de l'externe; mais à leur sommet.

Quelquefois, les ligaments sont arrachés à leur insertion sur la jambe; et presque toujours la gaîne du jambier postérieur et du fléchisseur commun des orteils est déchirée, et ces muscles en partie arrachés.

Du côté externe, les désordres sont toujours moins importants.

Enfin, je n'ai jamais produit de diastasis de l'articulation péronéo-tibiale inférieure.

Quelles sont les conséquences qui ressortent de l'analyse des faits précédents au point de vue des conditions dans lesquelles on peut observer la diastasis de l'articulation péronéo-tibiale inférieure; du mécanisme de sa production, de ses causes efficientes et occasionnelles; du pronostic de cette affection et du traitement qu'il convient de lui appliquer?

Tel est le problème qui se pose devant nous et que nous allons essayer de résoudre.

ETIOLOGIE.

C'est dans le renversement du pied en dehors que se produit la diastasis de l'articulation péronéo-tibiale inférieure. Nos deux observations et toutes nos expériences sont unanimes à confirmer ce fait. En aucun cas la diastasis n'a été la conséquence *immédiate* d'un autre mouvement quelconque du pied.

Cependant, d'autre part, ce renversement du pied en dehors, exécuté d'une manière isolée, n'a produit qu'une seule fois une diastasis très-légère bien qu'incontestable.

Nous pouvons donc conclure que la diastasis n'est possible qu'avec des ligaments qui ne présentent pas une résistance normale; soit qu'il s'agisse d'une faiblesse congénitale ou pathologique, soit qu'on ait affaire à des ligaments tiraillés ou arrachés en partie par une action traumatique préalable.

Dans nos expériences, c'est dans la combinaison du mouvement d'abduction, soit avec une adduction primitive, soit avec le poids du corps qui lui est transmis simultanément, qu'on trouve réalisées les conditions nécessaires et presque toujours suffisantes à la production de la diastasis. Il y a lieu de supposer que dans la plupart des cas pathologiques, ces deux causes s'ajoutent l'une à l'autre. En effet le poids du corps est certainement transmis en plus ou moins grande proportion au pied qui subit la déviation; si le pied se renverse simplement soit en dehors, soit en dedans, et que les ligaments aient leur résistance normale, il se produit une simple entorse, ou une fracture ou une luxation selon la violence de l'impulsion.

Mais si le pied, après une torsion plus ou moins énergique en dedans se trouve vivement porté en dehors, il y a toute chance pour la production de la diastasis.

Les auteurs ont assigné à cette affection des causes diverses qui peuvent se réduire à deux chefs : celles qui agissent sur la résistance des ligaments pour la diminuer; comme la faiblesse congénitale, la laxité naturelle de ces trousseaux fibreux, leur paralysie, l'accumulation de synovie, l'altération de ce liquide (on ne dit pas quelle espèce d'altération), la tuméfaction des os, etc. Ce sont là les causes efficientes.

Les causes occasionnelles se résument, pour tout le monde, dans les déviations forcées du pied soit en dedans soit en dehors. Pouteau seul a soutenu que dans certains cas la contraction musculaire seule était capable de produire la lésion qui nous occupe.

Nos conclusions ne s'éloignent pas sensiblement de ces aperçus; nous avons seulement démontré comment la laxité des ligaments pouvait être produite pendant l'accident même; et nous avons restreint à l'abduction le mouvement du pied capable de produire *immédiatement* la diastasis.

On comprend la rareté relative du mécanisme exposé plus haut, et qui correspond à la diastasis. Il est certain que le plus souvent le traumatisme ne s'arrête pas à ce moyen terme, et va jusqu'à la fracture de l'une des deux malléoles, ou à la luxation du pied lésions qui deviennent alors prépondérantes et qui détournent l'attention du fait relativement insignifiant de la diastasis.

ANATOMIE PATHOLOGIQUE.

J'ai décrit plus haut les lésions qui accompagnent la diastasis; je me contenterai donc de les résumer ici en quelques mots.

Les ligaments latéraux tant internes qu'externes sont arrachés de leurs insertions ou brisés dans leur continuité; la bourse synoviale est déchirée au niveau des trousseaux fibreux dilacérés auxquels elle adhère; et l'articulation se trouve plus ou moins largement ouverte.

Des ruptures musculaires plus ou moins nombreuses et importantes donnent lieu à l'ecchymose et à l'infiltration, et se produisent soit par arrachement, soit par compression. Comme l'ont noté Sanson et Bonnet, ces épanchements de sang sont souvent plus considérables du côté opposé à la distension des tissus et ils sont dûs alors à la déchirure du tissu cellulaire par le rapprochement normal de deux os. Cependant ces lésions de vaisseaux n'atteignent jamais ceux de gros calibres qui glissent dans leurs gaines.

SYMPTOMATOLOGIE.

Deux ordres de symptômes nous révéleront la nature de la lésion.

Parmi les symptomes rationnels, nous noterons l'endolorissement contusif de tout le cou de pied, exagéré par les mouvements et la pression, surtout au niveau des saillies osseuses.

L'impuissance du membre est peu prononcée et tient surtout à la douleur; mais dans des cas graves, il doit y avoir une tendance au renversement du pied en dehors.

Parmi les signes physiques, les uns, comme l'ecchymose, la déviation du pied en dehors, le gonflement, lui sont communs avec l'entorse ou avec les fractures du péroné. Mais d'autres sont pathognomoniques de la diastasis; ce sont : 1° la mobilité anormale de l'extrémité inférieure du péroné; mobilité que l'on provoque en saisissant un point quelconque de la diaphyse et qui se communique parfois à la tête de l'os; 3° la crépitation toute spéciale que l'on produit en effectuant des mouvements dans le sens antéro-postérieur.

Quant aux déplacements latéraux de l'astragale, ils sont en général peu étendus et difficiles à constater.

Le diagnostic doit être fait avec l'entorse, la luxation du pied en dehors et les fractures du péroné. Outre les signes qui appartiennent exclusivement à la diastasis, et qui permettent toujours de différencer ces diverses lésions, on peut noter qu'aux fractures seules appartient la douleur aiguë localisée en un point très-précis, et la déformation spéciale du membre que Dupuytren désignait sous le nom de coup de hache.

Dans la luxation, la déviation est bien plus considérable, et les têtes articulaires font saillie sous la peau, quand elles ne la perforent pas.

Le traitement que je conseillerai est celui qu'a institué M. Tillaux. Il faut d'abord aider à la résorption des liquides épanchés par des sangsues et des liquides résolutifs. Puis, quand toute menace d'inflammation aura disparu, appliquer un bandage *absolument* inamovible et remontant beaucoup au-dessus du genou, afin d'empêcher cette articulation de communiquer des mouvements au péroné.

Je serais peu partisan des bandages formés de simples attelles, même plâtrées, parce qu'il s'agit ici de maintenir le péroné strictement appliqué contre le tibia ; un bandage circulaire me semble devoir remplir cette indication d'une manière plus satisfaisante.

Le pronostic de cette affection est assez difficile à préciser. La consolidation, en effet, était parfaite au bout de 41 jours, dans l'observation citée plus haut.

Malheureusement, on ignore quelles garanties elle présente de solide durée. Le péroné n'est plus facilement mobile ; mais, offre-t-il une résistance égale à celle de l'état normal ? Les suites, parfois si longues des simples entorses, répondent défavorablement.

Donc, il faut s'attendre à rencontrer ultérieurement, outre tous les inconvénients inhérents à un appareil inamovible laissé 40 ou 50 jours en place, une faiblesse plus ou moins notable des liens articulaires, et, par suite, une tendance marquée aux entorses et aux luxations du pied et aux fractures du péroné.

A. Parent, imprimeur de la Faculté de Médecine, rue Mr-le-Prince, 31

www.ingramcontent.com/pod-product-compliance
Ingram Content Group UK Ltd.
Pitfield, Milton Keynes, MK11 3LW, UK
UKHW022144190726
13855UKWH00003B/1329

9 782013 080903